AF496027

TABLEAU SOMMAIRE

DE LA

CLINIQUE DE PLOMBIÈRES

PAR

G. LIÉTARD

DOCTEUR EN MÉDECINE

ANCIEN INTERNE DES HÔPITAUX, ET LAURÉAT DE LA FACULTÉ DE STRASBOURG

LAURÉAT DE L'UNIVERSITÉ

MEMBRE DE LA SOCIÉTÉ D'HYDROLOGIE DE PARIS

ET DE L'ACADÉMIE DE STANISLAS

CORRESPONDANT DE LA SOCIÉTÉ DE MÉDECINE DE LYON

MÉDECIN-INSPECTEUR ADJOINT DES EAUX DE PLOMBIÈRES

PARIS

G. MASSON, ÉDITEUR

LIBRAIRE DE L'ACADÉMIE DE MÉDECINE

Place de l'École-de-Médecine, 17

DU MÊME AUTEUR :

Études cliniques sur les eaux de Plombières. Paris,
V. Masson, 1860, in-8°.

Clinique de Plombières. Affections de l'appareil digestif.
Paris, V. Masson, 1865, in-8°.

NANCY, IMPRIMERIE BERGER-LEVRAULT ET Cie, 11, RUE JEAN-LAMOUR.

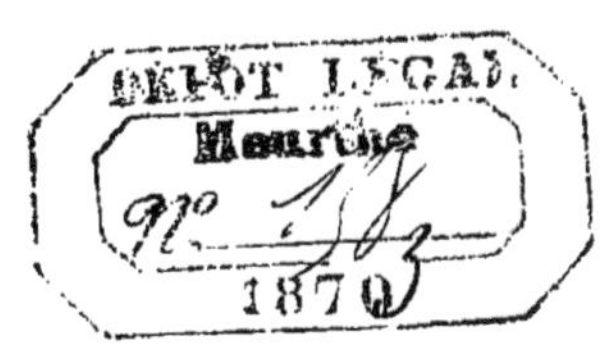

TABLEAU SOMMAIRE

DE LA CLINIQUE DE PLOMBIÈRES

I.

Des indications thérapeutiques, en matière d'hydrologie médicale.

Si nous avions dû présenter les renseignements qui seront concentrés dans ce court mémoire, comme des solutions définitivement acquises, embrassant tous les cas, résolvant toutes les difficultés, et fermant la période de l'étude expérimentale, pour ouvrir celle des paisibles applications d'une pratique désormais assurée, nous n'aurions pas songé à l'écrire. Mais nous avons été guidé par un tout autre mobile.

Tirer de l'analyse symptomatologique d'une affection chronique, et de l'étude des caractères que présente l'organisme envahi, les indications relatives à un traitement par les eaux minérales, tel est le problème que chaque jour le médecin praticien est appelé à résoudre. Ce problème, incontestablement l'un des plus difficiles et des plus graves, est néanmoins tranché bien souvent avec la plus

grande légèreté. Cela tient à plusieurs causes. La pre-
mière, la plus regrettable, consiste dans l'insuffisance des
documents sur lesquels peut s'appuyer la conclusion thérapeutique, qui succède à l'analyse des faits cliniques.
Ces documents ne sont pas insuffisants par le nombre. La
littérature hydrologique se fait au contraire remarquer
par sa masse. Mais l'étude vraiment rationnelle de la
clinique minéro-thermale est de date toute récente; comme
cela était inévitable, il a fallu tout d'abord procéder par
la publication de nombreuses monographies, traitant soit
de toute la clinique d'une station, soit de quelques-unes
de ses applications spéciales. Les matériaux ainsi produits
n'étaient pas toujours ou complets ou suffisamment pro-
bants. Il en est résulté que, malgré tout le talent que leurs
auteurs ont pu y mettre, les traités généraux ne prévoient
pas tous les cas; ou bien, induits en erreur par les documents dont ils disposent, leurs auteurs créent des catégories
d'indications qu'une expérimentation plus longue ou plus
précise ne sanctionne pas toujours.

Voici l'un des résultats presque inévitables de cet état
encore si incomplet de la science des eaux minérales.

Il est de notoriété vulgaire, dans toutes les branches
de la pratique scientifique, que les véritables difficultés
d'un problème n'apparaissent qu'aux yeux de ceux qui
l'étudient jusque dans ses détails, et que l'on voit chaque
jour trancher hardiment les questions les plus ardues,
sur lesquelles les hommes de grande expérience hésitent
encore à se prononcer.

Ce fait, si général, se retrouve dans l'application des
eaux minérales à la pratique médicale. Il se traduit, précisément à cause d'une imparfaite étude des détails, par
une tendance exagérée à la spécialisation des eaux minérales. Non pas qu'il s'agisse ici d'une véritable doctrine;

c'est tout au plus une opinion théorique, mais qu'il serait dangereux de ne pas combattre, parce qu'elle a le grand inconvénient de présenter les questions sous les apparences d'une trompeuse et décevante simplicité. Il y a quelques années, cette question fut, à la Société d'hydrologie de Paris, l'objet d'une importante discussion. Comme il arrive presque toujours, les dissidences d'opinion, entre les différents adversaires, semblèrent, pendant cette discussion, plus grandes qu'elles n'étaient sans doute en réalité; néanmoins, ces dissidences étaient très-réelles et sont faciles à saisir. « Déterminer la spécialisation des eaux minérales, disait M. le docteur Durand-Fardel, c'est exprimer un rapport entre une eau minérale et un groupe d'eaux minérales, et un fait pathologique ou un groupe de faits pathologiques. » (*Ann. de la Soc. d'hydrol.*, t. V, p. 92.) On voit de suite à quels dangers expose une semblable manière d'envisager les faits, non pas entre les mains d'un esprit judicieux et précis comme M. Durand-Fardel, que la pratique journalière met chaque jour aux prises avec les mille nuances du moindre problème de thérapeutique thermale, mais, du praticien ordinaire, exerçant en dehors des stations balnéaires, et pourtant appelé à se prononcer en dernier ressort, pour diriger le malade vers telle ou telle station minérale. Fort de cette idée de spécialisation, en effet, il se laisse aisément aller à considérer la science hydrologique comme une chose, en résumé, assez simple. D'un côté une série de groupes médicamenteux représentés par les eaux minérales, de l'autre une série d'états pathologiques, résultant d'un classement spécial des formes nosologiques, enfin la mise en concordance des différents termes d'une série, avec ceux de la seconde ; et tout est là.

Aussi, ces idées furent-elles très-vigoureusement et très-savamment combattues par un homme dont la science

hydrologique déplorera longtemps la perte, par Patissier.
Il avait parfaitement compris que la théorie mise en avant
risquait de compromettre une des parties les plus délicates,
les plus essentielles, les plus élevées de la science du diagnostic et du traitement des maladies, l'art de saisir les
indications thérapeutiques. Saisir une indication, en effet,
nécessite une opération intellectuelle qui nous transporte
bien au delà du diagnostic nominal, bien au delà de la
doctrine de la spécialisation, non pas, répétons-le, comme
la comprenait son défenseur, mais comme la compren-
draient la plupart des médecins, si elle venait à être admise.

« Ce qui établit, disait sagement Patissier, une différence
« bien tranchée entre notre méthode et celle que veut
« faire prévaloir M. Durand-Fardel, c'est que notre secré-
« taire général traite des scrofules, des dartres, des rhu-
« matismes, tandis que nous, nous traitons des scrofuleux,
« des dartreux, des rhumatisants, etc.; c'est-à-dire que nous
« adaptons à chaque malade l'eau minérale qui convient le
« mieux à son tempérament, à ses conditions pathologiques.
« En un mot, notre thérapeutique est individuelle et n'est
« jamais exclusive. Nous ne traitons pas des entités mor-
« bides, mais des individus malades. » (*Ann. de la Soc.
d'hydrol.*, t. V, p. 216.)

Aussi, lorsque le diagnostic nominal de la maladie est
posé, commence seulement la tâche fort délicate et fort difficile du praticien qui veut décider de l'envoi d'un malade
aux eaux minérales. Ce premier point déterminé, en effet,
ne lui indique même pas à quelle classe d'eaux minérales
son malade devra recourir. Et tout d'abord, les classifica-
tions des eaux minérales en groupes divers sont toujours
très-défectueuses, elles catégorisent ce qui, naturellement,
ne se prête pas à la classification; elles éloignent souvent
l'une de l'autre, des eaux presque complétement identiques

au point de vue thérapeutique, comme les eaux de Luxeuil
et celles de Plombières, par exemple, qui se trouvent
souvent rangées les unes dans les eaux salines, les autres
dans les eaux alcalines, etc. De plus, certaines maladies,
semblables par le nom, peuvent être, selon les cas, traitées
par l'emploi d'eaux minérales absolument différentes;
telles sont les maladies de la peau, que l'on traitait et gué-
rissait beaucoup autrefois par les eaux alcalines, tandis
qu'aujourd'hui on les soumet presque aveuglément à l'action
des eaux sulfureuses. Enfin, il est d'autres affections,
comme les rhumatismes musculaires qui, dans les cas où
telle prédominance constitutionnelle, telle forme de tempérament ne fournissent pas des indications précises, semblent aussi bien tributaires des eaux alcalines que des
eaux sulfureuses, pourvu que la thermalité en soit assez
élevée.

Nous supposons donc que le médecin, ne s'arrêtant pas au
diagnostic nominal du cas à traiter, mais poussant beaucoup
plus loin son examen, dresse dans son esprit le cadre tout
entier de l'appareil symptomatique, pathologique et consti-
tutionnel de son malade, subordonnant aux symptômes
saillants les signes secondaires, aux altérations primaires
les simples accidents et les signes passagers, aux modifica-
tions constitutionnelles, quel que soit l'ordre chronologique
de leur développement, les simples lésions locales, et qu'il
ne s'arrête que lorsque, tout cela bien examiné, il en a dé-
gagé une indication précise, c'est-à-dire qu'il a découvert
ou un signe saillant, une épine, enrayant la guérison et le
retour à l'état normal, ou un élément plus facilement abor-
dable que les autres, et dont la destruction arrêterait le
processus pathologique dans son évolution, parce qu'il en
serait un rouage indispensable.

Essayons alors de lui indiquer dans quelles circonstances

particulières les eaux de Plombières pourront lui offrir de meilleures et de plus sûres ressources que les autres eaux thermales à sa portée. Mais, tout d'abord, il n'est pas inutile de dire deux mots des agents thérapeutiques que le malade y trouverait.

On se tromperait étrangement, en effet, en s'imaginant qu'il s'agit ici d'un remède simple comme celui que prescrit une formule pharmaceutique. Un établissement thermal suffisamment organisé, comme l'est celui de Plombières, offre au praticien toute une série de médications diverses, ou du moins un ensemble de moyens qui, reportés à leur place dans la classification pharmacologique, se trouveraient non pas réunis, mais disséminés dans les divers groupes d'agents thérapeutiques. Énumérons-les rapidement.

Nous citerons avant tout le bain, dont l'action physiologique varie nécessairement beaucoup, en raison de sa durée et de sa température, mais qui, pris à température agréable et d'une durée d'une à deux heures, est, en définitive, un agent sédatif du système nerveux dont l'action se dessine de plus en plus, à mesure que le traitement se prolonge.

Puis l'eau prise en boisson, soit chaude, soit froide. Dans le premier cas, indépendamment de l'action médicamenteuse due, sans doute, plus spécialement au silicate de soude et à l'arsenic, l'eau agit encore comme un léger excitant diffusible, à la façon des infusions aromatiques.

A côté de ces deux modes d'emploi, il en est d'autres dont l'action est très-puissante et souvent dirigée dans un tout autre sens que celle du bain, c'est-à-dire attaquant le mal par un autre côté. Je veux parler des diverses espèces de douches et du bain de vapeur. Tantôt la douche chaude, portée sur tout le corps, agit par révulsion générale[1]; tantôt, plus localisée, elle agit par excitation directe pour réveiller la vitalité, dans les lésions torpides, articulaires ou autres; ou bien, au contraire, appliquée dans le voisinage de la lésion locale, elle devient un dérivatif des plus actifs.

S'agit-il maintenant d'associer, dans l'emploi des douches, à l'action de l'eau chaude, celle d'une eau moins chaude ou froide. Le praticien se trouve alors avoir à sa disposition, sous la forme de la douche écossaise, du bain de cercle, etc., un agent hydrothérapique extrêmement précieux et d'une action tout à fait puissante, appartenant à la classe des toniques généraux, des agents reconstituants par excellence.

Ne me suffira-t-il pas de nommer le bain d'étuve, le bain russe (étuve suivie ou accompagnée d'affusions tièdes ou froides), pour rappeler au souvenir du médecin les services qu'on en peut attendre. Le bain court et très-chaud, dont je parlais plus haut, produit une action analogue, mais brusque, subite, instantanément portée à son maximum.

Il reste encore à citer les douches internes, irrigations intestinales, intra-vaginales, etc., légèrement excitantes ou résolutives et calmantes selon le mode d'application.

On le voit, ce n'est pas en réalité d'un médicament qu'il s'agit, mais de tout un arsenal thérapeutique. Pour un certain nombre de ces moyens, accessoires mais très-utiles néanmoins, la perfection de l'outillage et la sagesse dans le mode d'application importent beaucoup plus que la nature de l'eau employée. C'est une des raisons, entre beaucoup d'autres, qui expliquent pourquoi des maladies analogues,

----

[1] C'est ce que produit également le bain très-chaud et très-court, moyen puissant fréquemment employé par mon beau-père, le docteur Turck, et dont l'usage a été établi par lui à Plombières, comme celui de la douche écossaise.

non-seulement par le nom, mais par l'ensemble et la coordination des symptômes, peuvent être guéries dans des stations différentes. Aussi, en établissant le tableau suivant, n'avons-nous pas la prétention de détacher, dans le cadre nosologique, une part spécialement réservée aux eaux de Plombières mais d'indiquer simplement les circonstances auxquelles une assez longue expérience de leur action clinique nous a appris à les regarder comme plus spécialement appropriées.

Ce que je veux faire dans cet opuscule, je l'ai déjà esquissé dans un travail précédent[1] aujourd'hui épuisé. J'étais alors au début de ma pratique à Plombières, et j'avais eu pour but de m'assimiler, en même temps que je le présentais aux autres, le résumé de l'expérience acquise antérieurement et exposée dans les publications de mes devanciers. Mon expérience personnelle a pu, en quelques points, modifier mes conclusions d'alors, comme on pourra le voir. Néanmoins, mon intention est aujourd'hui de discuter trèspeu, réservant pour un travail plus considérable le texte des observations dont ne peuvent être distraites les discussions dogmatiques. Il ne s'agit ici que d'un programme résumé, écrit surtout en vue des praticiens qui n'ont pas toujours le loisir de lire, sur une question spéciale, de volumineux documents.

Il n'est pas inutile de renouveler une observation que j'avais déjà faite dans l'ouvrage précité. « Comme il s'agit « spécialement, disais-je, de maladies chroniques dans « lesquelles l'affection primitive, qui souvent ne se trouve « plus que dans l'historique de la maladie, est remplacée

---

[1] *Études cliniques sur les eaux de Plombières.* Paris, V^r Masson, 1860, in-8°.

« alors en apparence par le symptôme prédominant, on
« ne devra pas s'étonner de rencontrer quelques détails de
« classification, quelques dénominations qui seraient peu
« acceptables s'il s'agissait de maladies aiguës, mais qu'il
« faut bien admettre ici. »

II.

Des principales applications thérapeutiques des eaux de Plombières.

Il doit résulter de ce qui précède, que si l'on réunit par
la pensée, en les classant selon le diagnostic nominal de la
maladie, les divers cas que l'on pourrait traiter à Plombières, on s'apercevra qu'ils appartiennent un peu à tout
le cadre nosologique des affections chroniques.

Cela tient à ce que ces maladies, quand elles ont évolué
pendant quelque temps, arrivent à revêtir des caractères
généraux, ou des formes secondaires, qui se retrouvent
dans beaucoup d'entre elles. De ces signes communs se
tire bien souvent une indication sommaire, primaire pour
ainsi dire, en vertu de laquelle un malade pourra être
dirigé avec chance de succès vers telle station thermale,
si dans le reste du tableau symptomatique, il ne se trouve
pas de contre-indications.

Si nous appliquons ces remarques aux eaux de Plombières, nous observerons d'abord que l'expérience a prouvé
que leur action, passé la période légère d'excitation qui
constitue le fait de *remontement général* si bien observé
par Bordeu, se porte surtout sur le système nerveux, dont
elles sont un puissant sédatif. De là une action de premier
ordre, très-précieuse, non-seulement contre les névroses
essentielles, générales ou locales, mais dans les cas

de névralgies symptomatiques ou complexes, particulièrement toutes les fois que les symptômes névropathiques
conserveront la prédominance ; de là, aussi, dans les
diverses affections chroniques de presque tous les genres,
une action puissante, à laquelle, dans bien des cas, il est
légitime d'attribuer les succès obtenus, action dirigée spécialement contre l'élément douleur, sensiblement prédominant dans les cas observés à Plombières comme ayant été
suivi des meilleurs résultats. Ces faits d'observation clinique générale, sont les conclusions rationnelles d'une
expérience déjà longue ; ces conclusions, la logique nous
les imposera pour guides dans la revue sommaire que nous
allons passer des différentes sections du cadre nosologique.
Réciproquement, chaque pas dans cette voie apportera sa
confirmation à leur légitimité, et en fera pour ainsi dire
des lois, dans le sens où ce mot est entendu, appliqué aux
sciences d'observation.

1.

Si nos assertions sont exactes, nous devons tout d'abord
trouver en tête des affections qui, le plus souvent, sont justiciables des eaux de Plombières, les maladies générales de
l'appareil nerveux. Cela s'explique par le fait qu'elles pré-
sentent, dans la très-grande majorité des cas, comme symptômes prédominants, ceux que nous avons signalés comme
le plus aisément attaquables par le traitement de Plombières.
Aussi devrons-nous placer en tête de notre tableau les
névropathies générales, les manifestations protéiformes du
nervosisme ; soit qu'elles aient été précédées de chloro-
anémie, soit qu'elles aient engendré elles-mêmes l'appauvris-
sement globulaire qui les entretient et fait obstacle à la

guérison. De même, les trouvons-nous toutes puissantes dans certaines manifestations hystériques, malgré le caractère rebelle de cette maladie. Dans ces cas, comme dans les états névropathiques sans localisation, l'action du bain doit essentiellement être complétée par celle des moyens hydrothérapiques; ils font ici partie intégrante du traitement. Sans eux, l'apaisement nerveux que le bain procure ne serait que passager et disparaîtrait bientôt sous l'action névrosthénique de l'aglobulie.

L'expérience nous a appris que, par un traitement très-long et très-méthodiquement suivi, il est possible de poursuivre et de vaincre la névrose jusque dans ses plus graves et dans ses plus rebelles conséquences. C'est ainsi que, l'an passé, après trois mois de traitement, nous avons pu obtenir la guérison complète d'un cas de contracture permanente hystérique, contre laquelle tous les moyens avaient échoué depuis six ans, et qui avait complétement empêché la marche et rendu impossible l'usage de la jambe gauche. Les mêmes résultats ont pu être obtenus dans les cas d'hystérie avec phénomènes cataleptiques, ou compliqués de névralgies locales. La chloro-anémie, qui accompagne presque toujours les états dont nous parlons, est elle-même, à moins qu'elle ne soit due à une altération organique incurable, très-rapidement modifiée par l'action excitante du début du traitement balnéaire. Cette modification heureuse a besoin, pour être durable, d'être soutenue et consolidée par les moyens externes.

En résumé, les eaux de Plombières sont particulièrement indiquées dans les cas de :

Chloro-anémie primitive;
Chloro-anémie consécutive aux influences paludéennes;
Chloro-anémie symptomatique des névroses générales, etc.;

Nervosisme; névropathies générales;

Névropathies consécutives à l'aglobulie, aux convalescences des fièvres graves, etc.;

Névroses générales, hystériformes, choréiformes;

Contractures, paralysies, etc., symptomatiques de l'hystérie; accidents cataleptiformes, etc.

2.

La réputation des eaux de Plombières, dans le traitement des maladies chroniques du tube digestif, est établie depuis long-temps; mais il n'a pas été fait jusqu'ici beaucoup de tentatives pour saisir les indications de leur emploi contre ce genre de maladies. La plupart de ceux qui ont écrit sur ce sujet, laissent la question en suspens, et le docteur Lhéritier, après treize années de pratique et l'observation de plus de 800 cas, déclarait encore n'oser se prononcer. Dans un Mémoire présenté à la Société d'hydrologie [1], nous avons essayé de serrer de plus près la solution, et là déjà nous avons pris pour guides les deux principes posés plus haut, et jusqu'ici les faits n'ont pas démenti nos assertions. Le docteur Leclère, dans un Mémoire plus récent, est arrivé à des conclusions qui se rapprochent beaucoup des nôtres.

Nous avons admis que les formes les moins favorables au traitement par les eaux minérales de Plombières, sont celles où le symptôme prédominant sera l'embarras pituiteux, une certaine torpeur de l'estomac, la flatulence par paresse de l'organe; l'analyse des faits nous a prouvé, au contraire,

---

[1] Liétard. *Clinique de Plombières. Maladies de l'appareil digestif. Dyspepsies.* Paris, V. Masson, 1865, in-8°.

que ces eaux se montrent très-utiles, surtout dans les cas de :

Gastralgie dyspeptique simple, douloureuse;

Dyspepsies mixtes, symptomatiques d'une névropathie générale, avec ou sans chloro-anémie;

Dyspepsies complexes, avec tempérament nerveux bien dessiné;

Dyspepsie, avec irritation ou sub-inflammation chronique de l'estomac;

Dyspepsie symptomatique de l'ulcération simple ou consécutive à cette maladie;

Dyspepsie rhumatismale;

Gastralgie simple, par accès. Cette forme, où la névrose est restée indépendante des symptômes dyspeptiques marqués, est rare. Les quelques cas que nous avons observés nous la font considérer comme très-rebelle à tous les traitements.

Dans les cas de dyspepsie dominée par la diathèse scrofuleuse, par les accidents strumeux (forme ordinairement peu douloureuse), il sera presque toujours préférable de recourir aux eaux salines, aux eaux mères, etc.

Les observations présentées relativement aux affections de l'estomac, s'appliquent en principe aux maladies des intestins. Aussi nous contenterons-nous de rappeler d'abord que les eaux de Plombières, dans les cas de diarrhées chroniques, nous ont souvent donné, et à tous nos confrères, des résultats extrêmement remarquables, sinon tout à fait inattendus; les insuccès sont très-rares quand le traitement, qui a besoin d'être très-long, est suffisamment énergique. Étant sur le point de publier, sur ce sujet, le résumé de notre observation, avec l'exposé des cas intéressants, et nos conclusions, nous nous bornerons ici à indiquer sommairement les formes des affections chroniques de l'intestin, contre lesquelles le praticien pourra, avec le plus de sûreté, prescrire l'usage de nos eaux.

Entéralgie de nature simplement névralgique;
Entéralgie rhumatismale;.
Entéralgie de nature diathésique, herpétique, arthritique;
Dyspepsie intestinale à forme douloureuse;
Dyspepsie intestinale, symptomatique d'une névropathie générale, avec ou sans symptômes chloro-anémiques;
Entérite chronique simple;
Diarrhée chronique consécutive à la dyssenterie;
Diarrhée chronique, avec coliques ou contractions douloureuses de l'intestin;
Entéro-colites chroniques;
Constipation par atonie;
Constipation habituelle, consécutive à la débilitation générale.

Ainsi que nous venons de le dire, l'action des eaux de Plombières est réellement souveraine dans les cas d'entéralgie et d'entérite chroniques, avec ou sans diarrhée, et c'est tout particulièrement contre la diarrhée chronique qu'elles agissent avec une sûreté tout à fait surprenante. Il n'y a aucune exagération à dire que le succès est la règle presque constante. La spécialisation des indications est ici plus difficile à saisir que dans l'observation des maladies de l'estomac ; les influences diathésiques semblent avoir moins de retentissement, et les symptômes locaux conservent presque toujours leur physionomie propre, sans permettre aux diathèses d'imprimer leur cachet d'une façon bien évidente. Le traitement est très-simple. Il pourrait consister uniquement en des bains si l'on n'avait à se préoccuper de refaire l'organisme délabré.

On pourrait s'étonner de voir inscrite ici, à côté de la diarrhée chronique, la constipation, mais nous n'aurons qu'à rappeler la multiplicité des moyens dont nous disposons pour expliquer cette anomalie apparente. Tandis, en effet, que nous employons contre l'entéralgie et la diarrhée, les longs bains tièdes de 2 à 4 heures de durée, et que nous voyons souvent disparaître définitivement, après deux ou trois bains, des diarrhées datant de plusieurs années, nous soumettons les malades atteints de constipation au bain plus chaud et relativement court (trois quarts d'heure ou une heure), avec accompagnement de douches externes excitantes sur le tronc, et de douches en irrigations abondantes (15 à 20 litres) dans le gros intestin. Il faut ajouter que la constipation est, malgré ces moyens, une maladie toujours très-rebelle, et que l'atonie intestinale résiste trop souvent à l'emploi, même longtemps prolongé, des moyens les plus rationnels. Ajoutons enfin qu'il reste encore beaucoup à faire pour établir, d'une façon définitive, les indications des eaux de Plombières dans le traitement des maladies chroniques des intestins; nous nous en consolerons en nous souvenant que cela tient à ce que, dans presque toutes les formes, on a obtenu de fréquents succès.

3.

On traite assez fréquemment à Plombières, trop rarement à notre avis, les malades atteints d'affections chroniques du foie. Nous avons observé un certain nombre de cas, constaté des succès et des insuccès. Nous avons surtout réussi dans les cas les mieux caractérisés, comme :

Hépatites chroniques d'emblée à formes douloureuses ;
Coliques hépatiques accompagnées de névropathie générale habituelle.

4.

Mais, s'il nous est un peu difficile de relever des indications précises lorsqu'il s'agit des affections du foie, comment nous tirer d'embarras en face des mille formes de la diathèse rhumatismale? Nous voudrions pouvoir préciser, mais nous ne le pourrons pas. Voici ce que, en 1860, nous écrivions sur ce sujet :

« S'il arrivait aujourd'hui qu'une station thermale vînt
« réclamer pour elle la spécialité du traitement du rhuma-
« tisme, elle soulèverait à l'instant les réclamations d'à peu
« près toutes les autres stations, réclamations que celles-ci
« justifieraient aisément par une série respectable de guéri-
« sons bien et dûment prouvées. Cela suffit pour établir que,
« dans ces cas, la composition chimique de l'eau n'entrait
« pas pour beaucoup dans l'action curative; mais cela est
« loin de prouver que tous les rhumatismes puissent être
« traités avantageusement partout; ou que, dans le traite-
« ment du rhumatisme, la composition de l'eau soit tou-
« jours indifférente.

« Et cependant lorsqu'il s'agira de poser des indications
« particulières, basées sur des variétés de forme, de siége,
« de durée, de tempérament, etc., nous nous trouverons
« continuellement en face d'observations contradictoires.
« Nous avons réuni un grand nombre d'observations de
« rhumatismes traités aux eaux de Plombières; nous avons
« comparé, groupé, cherché à établir des moyennes de
« guérisons, de complications, etc., et si nous devions
« tirer de nos recherches une conclusion générale, nous
« serions amené à dire que de tout temps on a guéri à
« Plombières toutes sortes de rhumatismes. »

Ce que nous disions alors, nous pourrions le répéter au-

jourd'hui, après treize années de pratique. M. le docteur
Lhéritier, inspecteur honoraire de nos eaux, qui a écrit sur
le rhumatisme traité à Plombières un ouvrage considérable,
n'est arrivé qu'à montrer qu'on pourra réussir souvent et
échouer quelquefois, dans tous les cas, qu'il s'agisse de
rhumatisme musculaire, articulaire, fibreux, etc., chronique
d'emblée ou chronique consécutivement, héréditaire ou ac-
cidentel, etc., etc. Une revue clinique des eaux thermales
nous apprendrait encore aujourd'hui que la confusion, surtout pour ce qui regarde le rhumatisme musculaire, est
restée complète. La lumière est plus près de se faire au
sujet du rhumatisme articulaire. C'est ainsi que nous regardons comme établi que les eaux de Plombières sont utiles,
dans les cas de rhumatismes articulaires aigus, quelques
mois après les accès, tandis que l'emploi de beaucoup
d'autres eaux serait encore bien téméraire; c'est ainsi encore que la possibilité d'employer sans inconvénient de
très-longs bains, très-longtemps répétés, nous a permis
d'atteindre à des résultats peu espérés dans les cas de rhumatismes chroniques noueux. Mais qu'est-ce que ces indications vagues à côté d'une systématisation véritable et
complète, que nous n'osons pas même encore tenter aujourd'hui? Nous ne pouvons que répéter qu'on a cité par
myriades les cas heureusement traités de :

Rhumatisme musculaire, sous toutes ses formes;
Rhumatisme viscéral;
Rhumatisme articulaire aigu;
Rhumatisme articulaire chronique d'emblée, ou consécutif
au rhumatisme aigu.

5.

Contrairement aux assertions de M. le docteur Rotureau,

dont l'autorité est pourtant grande en matière d'hydrologie clinique, nous avons inscrit, à côté des rhumatismes, la goutte comme étant traitée à Plombières avec succès. C'est précisément dans les cas de goutte chronique avec déformations articulaires ayant amené presque l'ankylose, que nous avons obtenu des résultats extrêmement remarquables, et cela par l'usage seul du bain chaud et prolongé. Nous avons pu rendre la marche possible à des malades immobilisés depuis des années par des déformations considérables dues au dépôt, chaque année augmenté, de concrétions tophacées autour des articulations. On trouvera le récit des faits dans un mémoire spécial actuellement en préparation.

6.

La réputation des eaux de Plombières dans le traitement des maladies de la matrice est aussi considérable que le renom que cette station s'est acquise par son efficacité dans le traitement des maladies chroniques du tube digestif. Après en avoir observé un grand nombre de cas, correspondant à toutes les variétés des lésions de cet organe, après avoir comparé les observations publiées et les opinions émises, j'ai cru pouvoir m'expliquer ainsi leur mode d'action dans ces circonstances. Dans les cas où un certain degré de congestion sthénique a marqué le début du mal, c'est-à-dire a précédé ou accompagne encore l'appareil symptomatique, qu'il s'agisse d'engorgement simple avec ou sans dysménorrhée, qu'il y ait ou non altération de la muqueuse du col ou leucorrhée, que l'organe ait conservé sa position normale ou ait subi une déviation, la congestion et l'exagération de volume et de consistance qui en sont la conséquence, fournissent une indication à laquelle le bain de Plombières, pris à une température très-modérée et prolongé d'emblée ou progressivement pendant deux ou trois heures, répond heureusement. Sous cette influence, l'état fluxionnaire disparaît, la congestion diminue ou devient passive, le volume de l'organe se réduit même d'une façon appréciable. Ordinairement, et surtout quand il ne reste rien d'aigu ou quand la leucorrhée existe à un certain degré, l'action générale, lente, profonde du bain, est aidée très-puissamment par l'action des irrigations vaginales, lesquelles doivent être faites en maintenant le liquide à 6 ou 8 degrés centigrades au-dessous de la température du bain; elles peuvent être continuées pendant une durée de vingt minutes à une heure. Il est plus rationnel de les pratiquer au début du bain, celui-ci suffisant toujours à apaiser la légère excitation qu'elles auraient pu provoquer. C'est pour concourir au même but que nous faisons souvent suivre le bain d'une douche chaude, révulsive, sur les cuisses et le haut du tronc.

Mais comme, presque toujours, les affections utérines ont diminué la vitalité générale, entravé l'assimilation et amené une chloro-anémie et souvent des symptômes névropathiques consécutifs, le traitement est complété, dans bien des cas, par l'hydrothérapie mitigée que représentent la douche écossaise, le bain de cercle à températures alternes, etc. En combattant ainsi le mal local dans sa lésion initiale, l'état général dans sa manifestation constitutionnelle, on obtient des résultats aussi rationnellement explicables que logiquement présumables.

Aussi est-ce après expérience faite que nous regardons comme éminemment utile le traitement de Plombières contre les :

Congestions utérines, sthéniques ou passives;
Engorgements du col avec leucorrhée;

Granulations et ulcérations, avec ou sans déviations ou déplacements de l'organe;

Chloro-anémies ou névropathies symptomatiques d'une affection utérine ou concomitante ou antérieure;

Ovarites ou ovaralgies.

Il va sans dire qu'en cas d'ulcérations du col, ces lésions peuvent réclamer l'intervention d'un traitement spécial qui ne nuit en rien, mais seconde puissamment, au contraire, le traitement thermal. Ici encore, comme dans la plupart des cas qui ont été déjà passés en revue, nous constatons que c'est en s'attaquant aux éléments pathologiques douleur, névropathie, anémie, que nous arrivons à vaincre le mal, enlevant ainsi à la fois le phénomène initial et ses conséquences dernières.

7.

C'est exactement sur les mêmes bases que repose l'action des eaux de Plombières, contre les affections de la vessie et des reins : et c'est pour cela aussi que nous les voyons si bienfaisantes dans les cas de :

Cystyte chronique, ou subaiguë simple;
Cyslite chronique avec chloro-anémie;
Catarrhe vésical récent;
beaucoup mieux que dans ceux où la gravelle domine et où les phénomènes nerveux ou douloureux ne jouent qu'un rôle secondaire.

Dans les états mixtes, c'est-à-dire où tous ces symptômes existent simultanément, je me suis presque toujours bien trouvé de l'association des exercices thermaux à l'usage de l'eau de Contrexéville prise en boisson.

8.

Je suis persuadé, malgré la rareté des observations sur ce point, qu'elles pourraient rendre de grands services au début de la

Maladie de Bright,

c'est-à-dire pendant la période congestive, en retardant la marche de cette redoutable affection, et c'est ainsi que je m'explique les succès très-durables dont j'ai été plusieurs fois témoin dans les cas de *coliques néphrétiques.*

9.

Les maladies de l'appareil nerveux apportent à la clinique de Plombières un contingent fort important; nous dirons quelques mots de leurs principaux groupes.

Relativement aux hémiplégies, nous n'avons pas à modifier l'opinion que nous avons émise antérieurement. Ce que l'on désigne par hémiplégie, disions-nous il y a longtemps déjà, n'étant que le symptôme prédominant commun à plusieurs maladies, les indications doivent naturellement se tirer autant de l'affection fondamentale que de la lésion consécutive et symptomatique; mais si cela est vrai en théorie, cela est loin d'être souvent applicable en pratique. En effet, les lésions qui donnent lieu aux hémiplégies sont dans bien des cas tellement graves et tellement profondes que les efforts de la thérapeutique restent impuissants si la réparation des désordres ne commence pas pour ainsi dire spontanément. Ce que je dis là s'applique surtout aux hémiplégies causées par l'apoplexie, etc. Comment donc, dans ce cas, expliquer l'action minéro-thermale? Les eaux minérales de Plombières, dont les annales sont si riches en succès de ce genre, nous paraissent agir surtout par leurs propriétés excitantes, et dans deux circonstances différentes. Quand, après une attaque dont on est déjà assez éloigné pour qu'on puisse constater une tendance à la guérison, on les applique avec réserve, elles excitent le travail réparateur, elles poussent l'organisme vers un but où il tend déjà; mais cette excitation doit toujours rester dans les limites d'une *respectueuse sollicitation*, et le traitement thermal doit marcher à la remorque des efforts de la vie. Le rôle des eaux minérales dans ce cas est toujours très-limité. Il en est un autre dans lequel leur puissance nous paraît bien plus grande. Lorsque l'accident primitif est déjà éloigné, la réparation des désordres matériels est souvent assez avancée, sans que pour cela les signes de paralysie disparaissent en proportion. Le système nerveux périphérique s'est attardé, pour ainsi dire; il a perdu de vue les organes centraux, et si une médication rationnelle ne venait lui rendre ses fonctions oubliées, toute énergie vitale s'éteindrait en lui, et la guérison deviendrait impossible. Les eaux de Plombières agissent dans ces cas, comme nous les verrons agir dans des cas de paraplégie sans grande lésion de matière, comme celles qui arrivent à la suite des fièvres graves, par exemple.

10.

Si la nature même des lésions qui sont la source ordinaire des hémiplégies, nous impose d'aussi étroites limites dans la recherche des indications de nos eaux, il n'en sera pas de même pour les paraplégies. C'est surtout lorsque la paralysie sera dominée par un état rhumatismal, que, grâce à leur thermalité, grâce à la modération de l'excitation qu'elles provoquent et qu'on peut utiliser thérapeutiquement sans hésitation, elles seront utiles. Il en est de même des paraplégies consécutives aux fièvres graves; le mécanisme de la guérison nous paraît identique, et leur intervention aide beaucoup, en pareille circonstance, une guérison qui, d'ailleurs, se produit spontanément, presque toujours, mais avec beaucoup plus de lenteur. Si la paraplégie est le résultat d'altérations matérielles considérables (carie vertébrale, déviations, fonte tuberculeuse, etc.), les résultats obtenus peuvent s'expliquer comme ceux obtenus dans les hémiplégies apoplectiques. Mais la diathèse dominante étant de celles qui réclament l'action d'agents altérants spéciaux, nous pensons que, dans ces cas, il faut des circonstances exceptionnelles, individuelles pour ainsi dire, pour faire préférer les eaux de Plombières aux eaux salines, eaux mères, bains de mer, etc.

Aussi, inscririons-nous, au nombre des maladies justiciables de nos eaux :

Les hémiplégies apoplectiques;
Les paraplégies rhumatismales;
Les paraplégies consécutives aux fièvres graves;
puis avec beaucoup de réserves, et dans des circonstances spéciales seulement,
Les paraplégies consécutives aux graves lésions anatomiques des enveloppes de la moelle.

11.

Chaque retour de saison nous amène, en grand nombre, des malades atteints de névralgies diverses, mais particulièrement de sciatiques. A l'aide des bains chauds, des étuves, des douches en pluie, etc., beaucoup se guérissent, mais beaucoup aussi n'éprouvent qu'un soulagement insuf-

fisant. Il en est ainsi partout. A quoi tiennent ces différences?
Nous avons comparé les faits, cherché à créer des catégories, à les comparer pour en tirer des indications; mais il
subsiste dans notre esprit trop d'incertitudes pour nous
permettre dès aujourd'hui de hasarder des conclusions
qu'une plus longue expérience viendrait peut-être infirmer;
nous ne pourrions tout au moins le faire qu'en produisant
et en discutant les observations que nous avons recueillies.
Une semblable étude ne serait pas sans intérêt assurément,
mais elle ne saurait trouver place dans cet opuscule, qui
n'est qu'un résumé sans prétention dogmatique.

12.

Rappelons en terminant que, jadis, les eaux de Plombières avaient une grande réputation comme agents cura-
tifs des affections de la peau. Le rôle des alcalins et de
l'arsenic dans la thérapeuthique de ces maladies en fourni-
rait au besoin l'explication, si la clinique n'en administrait
la preuve incontestable. Il y aurait là aussi une étude com-
parative très-intéressante à faire, mais les praticiens, entraînés
qu'ils sont à diriger les malades de ce genre vers les eaux
sulfureuses, nous en fournissent trop peu l'occasion, au
détriment peut-être de la pratique et de la science.

www.ingramcontent.com/pod-product-compliance
Ingram Content Group UK Ltd.
Pitfield, Milton Keynes, MK11 3LW, UK
UKHW021036220726
13924UKWH00001B/353